LÄNGER IM BETT AUSHALTEN

Leitfaden für Männer zur Steigerung der sexuellen Ausdauer, zu Übungen, Nahrungsergänzungsmitteln und zum Verständnis ihrer Männlichkeit

Der. Tyler Jones

HAFTUNGSAUSSCHLUSS

HÄLT LÄNGER IM BETT

Dieses Buch zeigt Ihnen genau, wie es geht

Kontrollieren Sie Ihre Ejakulation für 60–180 Minuten bei jedem Sex

Befreien Sie sich ein für alle Mal von der vorzeitigen Ejakulation

Sorgen Sie dafür, dass Ihr Partner zuerst zum Orgasmus kommt, bevor Sie ihn erreichen

Vergrößern Sie Ihren Penis durch Sicherheitsmaßnahmen und einfache Techniken

VORHER (DIESES BUCH)

- Du schämst dich nach dem Sex.
- Du kannst nicht länger als 3 Minuten durchhalten.
- Sie können nicht lange genug durchhalten, um Ihren Partner zufrieden zu stellen.
- Du hast Angst, dass sie dich betrügen könnten, weil du es nicht lange im Bett aushältst.

NACHHER (DIESES BUCH)

- Sie können 20–60 Minuten im Bett aushalten.
- Sie können Ihren Partner jedes Mal zufriedenstellen.
- Sie machen sich keine Sorgen, dass sie Sie betrügen; weil du sie sexuell befriedigen kannst.
- Sie können ihnen vor der Ejakulation mindestens einen Orgasmus verschaffen.

BONUS!

AUS DER
TASCHENBUCHVERSION
LESEN?

LASST UNS MEHR
BESPRECHEN!!

ÜBERPRÜFEN SIE
DIE LETZTE SEITE

KOSTENLOSE
VIRTUELLE SITZUNG
MIT MIR

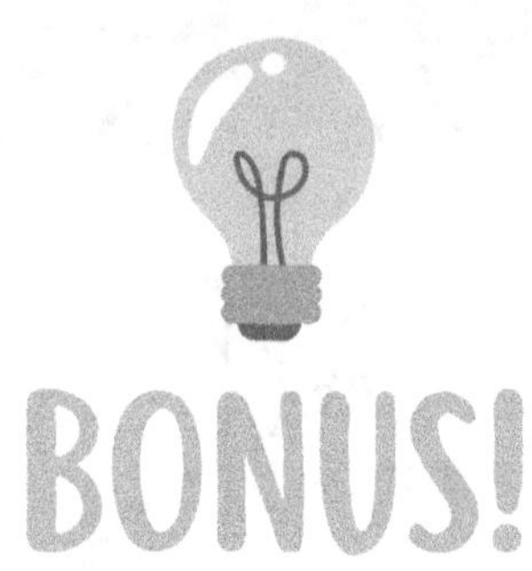

Tabelle
INHALT

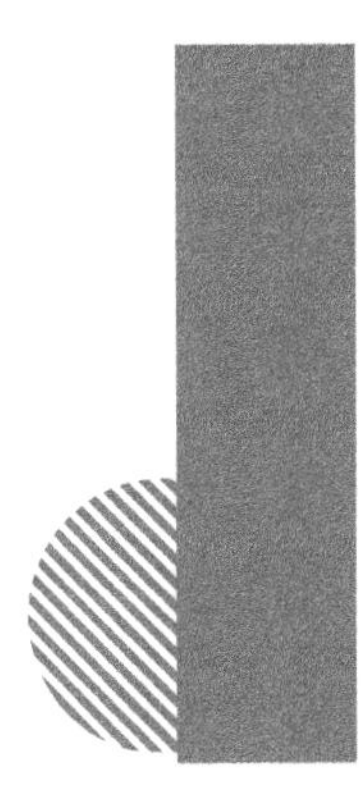

EINFÜHRUNG

Ich erinnere mich noch lebhaft an den Moment, als ich während meines ersten Jahres an der medizinischen Fakultät meine erste sexuelle Begegnung erlebte. Trotz der Aufregung und Vorfreude endete es abrupt und dauerte nicht länger als eine Minute, sodass ich mich völlig verlegen und beschämt fühlte. Ich hatte Mühe, eine Erektion aufrechtzuerhalten, geschweige denn, meinen Partner zu befriedigen. Diese demütigende Erfahrung verfolgte mich jahrelang, zerstörte mein Selbstvertrauen und führte dazu, dass ich intime Begegnungen gänzlich vermied.

Erst fünf Jahre später nahm ich den Mut auf, es noch einmal zu versuchen, bewaffnet mit neu gewonnenem Wissen und Verständnis, das ich durch meine medizinische Ausbildung und persönliche Erfahrungen gewonnen hatte. Als ich mich auf diese Reise der Selbstfindung und sexuellen Erkundung begab, wurde mir klar, dass ich nicht der Einzige war, der sich den Herausforderungen in Bezug auf sexuelle Leistungsfähigkeit und Ausdauer stellen musste. Viele Menschen haben mit ähnlichen Problemen zu kämpfen, sei es, dass sie Schwierigkeiten haben, länger im Bett zu bleiben, Schwierigkeiten haben, eine Erektion zu bekommen oder aufrechtzuerhalten, oder dass sie sich schämen, intime Angelegenheiten mit einem Arzt zu besprechen.

Als erfahrener Fachmann mit jahrelanger Erfahrung auf dem Gebiet der sexuellen Gesundheit und Aufklärung bin ich stolz darauf, meine Erkenntnisse und mein Fachwissen in diesem umfassenden Leitfaden zu teilen. Dieses Buch lässt nichts unversucht, wenn es darum geht, die häufigsten Probleme anzusprechen, mit denen Menschen konfrontiert sind, die ihre sexuelle Leistungsfähigkeit und Ausdauer verbessern möchten.

Wenn Sie kaum eine Stunde im Bett bleiben oder Schwierigkeiten haben, eine Erektion zu erreichen oder aufrechtzuerhalten, können Sie sicher sein, dass Sie nicht allein sind und auf Besserung hoffen können.

Um diese Probleme zu lösen, müssen Sie sich nicht ausschließlich auf teure Medikamente oder komplizierte Therapien verlassen. Dieses Buch bietet praktische, evidenzbasierte Strategien und Techniken, die Sie anwenden können, um Ihre sexuelle Leistungsfähigkeit und Zufriedenheit zu steigern.

Ist es Ihnen peinlich, mit einem Arzt über Ihr persönliches Sexualleben zu sprechen? Sie können dieses Buch als wertvolle Ressource nutzen, um Ihren Weg zur sexuellen Gesundheit zu steuern und sich mit dem Wissen und den Werkzeugen auszustatten, die Sie benötigen, um Hindernisse zu überwinden und eine größere sexuelle Erfüllung zu erreichen.

Begleiten Sie mich auf unserer Reise, um die Geheimnisse zu entschlüsseln, wie wir länger im Bett bleiben und das Selbstvertrauen und die Freude an unseren intimen Beziehungen zurückgewinnen können. Gemeinsam erkunden wir bewährte Methoden und praktische Ratschläge, die Ihnen helfen, Ihre sexuellen Ziele zu erreichen und ein befriedigenderes und erfüllteres Sexualleben zu genießen.

KAPITEL EINS

Vorzeitige Ejakulation verstehen

Stellen Sie sich vor, Sie, ein erfolgreicher Berufstätiger in den Dreißigern, nehmen nach einem langen Arbeitstag endlich den Mut auf, Intimität mit Ihrem Partner zu beginnen. Doch gerade als es heiß hergeht, erreichst Du Deinen Höhepunkt viel früher, als Dein Partner es sich gewünscht hätte. Dieses Szenario ist vielen Männern, die mit vorzeitiger Ejakulation zu kämpfen haben, nur allzu vertraut.

In diesem Kapitel werden wir uns mit praktischen Strategien und Techniken befassen, die Ihnen dabei helfen, die Kontrolle über die vorzeitige Ejakulation zurückzugewinnen und im Schlafzimmer wieder Höchstleistungen zu erbringen. Denn seien wir ehrlich: Ihr Partner verdient mehr als nur einen schnellen Sprint – er verdient ein oder zwei Stunden konstantes Feuer, das Lust auf mehr macht.

Aber keine Sorge, der Umgang mit vorzeitiger Ejakulation muss nicht entmutigend oder langweilig sein. Tatsächlich kann es eine unterhaltsame und lohnende Reise sein, um Ihre sexuellen Erfahrungen zu verbessern und Ihre Verbindung zu Ihrem Partner zu vertiefen. Lassen Sie uns also einige spielerische und effektive Ansätze erkunden, um die vorzeitige Ejakulation direkt anzugehen und Ihre sexuelle Leistungsfähigkeit zurückzugewinnen.

Vorzeitige Ejakulation ist eine häufige sexuelle Funktionsstörung, die durch eine unkontrollierbare und schnelle Ejakulation gekennzeichnet ist, die bei minimaler sexueller Stimulation und vor dem Wunsch des Einzelnen auftritt.

Während gelegentliche Fälle einer vorzeitigen Ejakulation normal sind, können anhaltende und wiederkehrende Vorkommnisse zu Stress führen und sich negativ auf die sexuelle Zufriedenheit beider Partner auswirken.

Eine vorzeitige Ejakulation kann eine erhebliche Belastung für Beziehungen darstellen. Partner sind möglicherweise frustriert, unzufrieden oder geben sich sogar die Schuld für das Problem. Kommunikationsstörungen und Unzulänglichkeitsgefühle können zu Spannungen und Belastungen in der Beziehung führen. Für Paare ist es von entscheidender Bedeutung, Sport gemeinsam offen und unterstützend anzugehen. Nun, in diesem Buch werden wir all diese Situationen angehen, indem wir Ihnen umfassende Anleitungen geben, wie Sie Ihre sexuelle Ausdauer steigern können.

Umgang mit vorzeitiger Ejakulation

Sind Sie es leid, während des Vorspiels zu kommen? Haben Sie es satt, nach etwa einer Minute Penetration den Höhepunkt zu erreichen? Wenn Sie mitnicken, frustriert sind und sich fragen, wie Sie mit vorzeitiger Ejakulation umgehen sollen, sind Sie nicht allein. Viele Männer kämpfen mit diesem häufigen sexuellen Problem, aber die gute Nachricht ist, dass es praktische Strategien und Techniken gibt, die Ihnen helfen, es zu überwinden und die Kontrolle über Ihre sexuellen Erfahrungen zurückzugewinnen.

Hier sind einige Techniken;

1. **Nutzen Sie die Start-Stopp-Technik:** Eine wirksame Methode zur Behandlung vorzeitiger Ejakulation ist die Start-Stopp-Technik. Wenn Sie während des Geschlechtsverkehrs spüren, dass Sie sich dem Höhepunkt nähern, halten Sie inne und machen Sie eine kurze Pause. Konzentrieren Sie sich darauf, Ihre Atmung zu verlangsamen und Ihren Körper zu entspannen. Sobald der Ejakulationsdrang nachlässt, nehmen Sie die sexuelle Aktivität wieder auf. Diese Technik kann Ihnen helfen, Ihr Erregungsniveau besser zu kontrollieren und die Dauer des Geschlechtsverkehrs zu verlängern.

2. **Entdecken Sie die Squeeze-Technik:** Ein weiterer nützlicher Ansatz ist die Squeeze-Technik. Ähnlich wie bei der Start-Stopp-Methode: Wenn Sie kurz vor der Ejakulation stehen, drücken Sie einige Sekunden lang sanft auf die Peniswurzel, bis der Drang zum Höhepunkt nachlässt. Diese Technik kann helfen, den Ejakulationsreflex zu unterbrechen und den Orgasmus zu verzögern. Experimentieren Sie mit verschiedenen Druckstufen, um herauszufinden, was für Sie am besten funktioniert.

3. **Üben Sie Achtsamkeit und Entspannung:** Eine vorzeitige Ejakulation wird oft durch Angst, Stress und Leistungsdruck verschlimmert. Die Integration von Achtsamkeits- und Entspannungstechniken in Ihren Alltag kann dazu beitragen, diese psychologischen Faktoren zu lindern und ein Gefühl der Ruhe und Kontrolle zu fördern. Üben Sie tiefe Atemübungen, Meditation oder progressive Muskelentspannung, um Stress abzubauen und Ihre Fähigkeit zu verbessern, bei sexuellen Aktivitäten präsent zu bleiben.

4. **Längeres Vorspiel:** Indem Sie die sexuelle Aktivität über einen längeren Zeitraum hinauszögern, können Sie dazu beitragen, Druck oder Erwartungen abzubauen. Konzentrieren Sie sich lieber auf andere Formen sexueller Aktivität wie Küssen, Streicheln und Massieren. Sie könnten eine orale oder manuelle Stimulation ausprobieren, wenn Sie Ihren Orgasmus hinauszögern möchten, aber nicht den Ihres Partners. Auf diese Weise können Sie Ihren Höhepunkt möglicherweise auch verschieben, bis er bereit ist.

5. **Verwenden Sie ein Kondom mit Höhepunktkontrolle:** Ein Standardkondom, das aus einer dünnen Latexschicht besteht, kann dazu beitragen, das Gefühl zu reduzieren und möglicherweise die Dauer Ihres Geschlechtsverkehrs zu verlängern. Darüber hinaus sind Kondome, die speziell zur Verzögerung des Höhepunkts hergestellt wurden, käuflich zu erwerben. Der zur Herstellung dieser Kondome verwendete Latex ist normalerweise dicker. Manche Menschen tragen Betäubungsmittel wie Lidocain oder Benzocain auf die Penisoberfläche auf, um das Gefühl zu lindern. Dies kann dazu führen, dass der Höhepunkt länger auf sich warten lässt.

6. **Experimentieren Sie mit verschiedenen Stellungen und Techniken:** Bestimmte sexuelle Stellungen und Techniken können Ihnen dabei helfen, länger im Bett durchzuhalten. Experimentieren Sie mit Positionen, die den Penis weniger stimulieren, z. B. der Missionarsstellung mit flachem Stoß oder Seite-an-Seite-Positionen. Darüber hinaus kann die Einbeziehung von mehr manueller oder oraler Stimulation

in Ihr sexuelles Repertoire dazu beitragen, die Ejakulation zu verzögern und das Vergnügen für beide Partner zu verlängern.

7. **Tiefenatmung und Entspannungstechniken:** Das Üben von Tiefenatmungsübungen und Entspannungstechniken kann dazu beitragen, Ängste und Anspannung während sexueller Aktivitäten zu reduzieren, was zu einer besseren Kontrolle der Ejakulation führt. Integrieren Sie tiefes Atmen, progressive Muskelentspannung oder Achtsamkeitsmeditation in Ihren Alltag, um Entspannung und Ruhe sowohl im Schlafzimmer als auch außerhalb zu fördern.

Denken Sie daran, dass die Verbesserung der Ejakulationskontrolle Zeit und Übung erfordert. Seien Sie also geduldig und beharrlich bei der Anwendung dieser Techniken. Es ist auch wichtig, offen mit Ihrem Partner zu kommunizieren und gemeinsam herauszufinden, welche Techniken für Sie beide am besten funktionieren. Wenn Sie Schwierigkeiten haben, alleine Fortschritte zu machen, sollten Sie sich von einem Gesundheitsdienstleister oder Sexualtherapeuten beraten lassen, der Ihnen individuelle Beratung und Unterstützung bieten kann.

KAPITEL ZWEI
Erektile Dysfunktion

Die Unfähigkeit eines Mannes, dauerhaft oder häufig eine Peniserektion zu erreichen oder aufrechtzuerhalten, die lange genug und steif genug ist, um eine befriedigende sexuelle Aktivität zu ermöglichen, wird als erektile Dysfunktion (ED), besser bekannt als Impotenz, bezeichnet. Da es das Selbstbild und die sexuellen Interaktionen beeinträchtigt, ist es das häufigste sexuelle Problem bei Männern und kann zu psychischen Beschwerden führen.

Physische Risikofaktoren und prädiktive Variablen sind für die Mehrzahl der ED-Fälle verantwortlich. In dieser Liste können vaskuläre, neurologische, hormonelle, lokale Penis- und medikamenteninduzierte Variablen enthalten sein.

Anthropogene Faktoren, Diabetes mellitus, Hypogonadismus, Alterung, Bluthochdruck, Fettleibigkeit, abweichende Blutfettwerte, Depressionen und Medikamenteneinnahme sind wichtige Prädiktoren für ED. Psychosoziale Faktoren, einschließlich Erkrankungen, sind mit etwa 10 % der Fälle verbunden.

Im Kern handelt es sich bei der erektilen Dysfunktion um die Unfähigkeit, eine Erektion zu erreichen oder aufrechtzuerhalten, die für einen zufriedenstellenden Geschlechtsverkehr ausreicht. Es ist wichtig zu erkennen, dass gelegentliche

Erektionsschwierigkeiten normal sind und nicht unbedingt auf ein schwerwiegendes Problem hinweisen. Wenn jedoch Erektionsschwierigkeiten anhaltend auftreten und die sexuelle Leistungsfähigkeit und Befriedigung beeinträchtigen, ist es an der Zeit, über die Suche nach Hilfe nachzudenken.

Im Kern handelt es sich bei der erektilen Dysfunktion um die Unfähigkeit, eine Erektion zu erreichen oder aufrechtzuerhalten, die für einen zufriedenstellenden Geschlechtsverkehr ausreicht. Es ist wichtig zu erkennen, dass gelegentliche Erektionsschwierigkeiten normal sind und nicht unbedingt auf ein schwerwiegendes Problem hinweisen. Wenn jedoch Erektionsschwierigkeiten anhaltend auftreten und die sexuelle Leistungsfähigkeit und Befriedigung beeinträchtigen, ist es an der Zeit, über die Suche nach Hilfe nachzudenken.

Um die erektile Dysfunktion vollständig zu verstehen, ist es wichtig, die Feinheiten der männlichen sexuellen Reaktion zu verstehen. Erektionen sind das Ergebnis eines komplexen Zusammenspiels physischer, hormoneller, neurologischer und psychologischer Faktoren. Wenn eine dieser Komponenten gestört ist, kann es zu Schwierigkeiten beim Erreichen oder Aufrechterhalten einer Erektion kommen.

Erektile Dysfunktion könnte eines der schlimmsten Dinge sein, die einem Mann passieren können. Keine Erektion zu bekommen, wenn man Lust darauf hat, ist wirklich scheiße und kann unglaublich peinlich sein.

URSACHEN DER EREKTILEN DYSFUNKTION

Eine erektile Dysfunktion kann verschiedene Ursachen haben, beispielsweise gesundheitliche Probleme, emotionale Probleme oder beides. Einige bekannte Risikofaktoren sind:

- Über 50 sein
- Hoher Blutzuckerspiegel (Diabetes)
- Hohen Blutdruck haben
- Herz-Kreislauf-Erkrankungen haben
- Hoher Cholesterinspiegel
- Rauchen
- Drogen nehmen oder zu viel Alkohol trinken
- Fettleibig sein
- Mangelnde Bewegung

Das Alter allein führt möglicherweise nicht immer zu ED, obwohl ED mit zunehmendem Alter immer häufiger bei Männern auftritt. Männer können bis weit in ihr 80. Lebensjahr hinein sexuell aktiv bleiben. ED kann ein Vorbote eines ernsteren medizinischen Problems sein. Der erste Schritt bei der Behandlung von ED besteht darin, die Ursache zu ermitteln.

PHYSIKALISCHE URSACHEN VON ED

ED tritt auf, wenn:

- Es kommt zu einer unzureichenden Durchblutung des Penis. Eine Reihe von Erkrankungen, darunter Rauchen, hoher Blutzucker (Diabetes), Herzerkrankungen und beschädigte Arterien, können die Durchblutung des Penis beeinträchtigen.

- Während einer Erektion kann der Penis kein Blut halten. Eine Erektion kann ein Mann nicht aufrechterhalten, wenn kein Blut im Penis verbleibt. Dieses Problem kann in jedem Alter auftreten.

- Behandlungen von beckennahem Krebs können die Funktion des Penis beeinträchtigen.

- Diabetes kann zu Nervenschäden oder Erkrankungen kleiner Gefäße im Penis führen.

- Medikamente, die zur Behandlung verschiedener medizinischer Probleme verschrieben werden, können sich negativ auf die Erektion auswirken.

EMOTIONALE URSACHEN VON ED

Damit normaler Sex stattfinden kann, müssen Körper und Geist zusammenarbeiten. Beziehungs- oder emotionale Probleme können zur ED beitragen oder diese verursachen.

Einige emotionale Probleme, die ED verursachen können, sind:

- Depression
- Angst
- Beziehungskonflikte
- Stress zu Hause oder am Arbeitsplatz
- Stress durch soziale, kulturelle oder religiöse Konflikte
- Sorgen Sie sich um die sexuelle Leistungsfähigkeit

SYMPTOME

Bei einer erektilen Dysfunktion (ED) ist es schwierig, eine Erektion zu bekommen, die stark genug für sexuelle Aktivitäten ist.

Wenn sich im Gefäßsystem eines Mannes Blockaden entwickeln, kann ED ein ernstes Warnsymptom für eine Herz-Kreislauf-Erkrankung sein. Bestimmten Untersuchungen zufolge ist die Wahrscheinlichkeit, dass Männer mit ED einen Herzinfarkt, Schlaganfall oder Durchblutungsstörungen in den Beinen erleiden, weitaus höher. Darüber hinaus führt ED zu:

- Geringe Selbstachtung
- Depression
- Bedrängnis für den Mann und seine Partnerin

Wenn ED das Wohlbefinden eines Mannes oder seine Beziehungen beeinträchtigt, sollte es behandelt werden. Die Behandlung zielt darauf ab, die erektile Funktion zu reparieren oder zu verbessern, die Gesundheit des Kreislaufs zu unterstützen und die Lebensqualität eines Mannes zu verbessern.

MANAGEMENT UND BEHANDLUNG VON ED

1. Achten Sie auf Ihre Ernährung.
Eine ungesunde Ernährung für das Herz eines Mannes wirkt sich gleichermaßen negativ auf seine Erektionsfähigkeit aus. Studien haben gezeigt, dass dieselben Ernährungsgewohnheiten, die zu Herzinfarkten führen können, indem sie den Blutfluss in den Herzkranzgefäßen behindern, auch den Blutfluss zum und vom Penis behindern können. Der Penis braucht Blut, um erigiert zu werden. Eine verminderte Blutzirkulation im gesamten Körper kann durch eine fettreiche, frittierte und verarbeitete Ernährung sowie einen geringen Anteil an Obst und Gemüse verursacht werden.

2. Achten Sie auf ein gesundes Gewicht.
Zahlreiche gesundheitliche Probleme, wie zum Beispiel Typ-2-Diabetes, der die Nerven im ganzen Körper schädigen kann, können durch Übergewicht verursacht werden. ED kann auftreten, wenn der Diabetes die Nerven schädigt, die den Penis versorgen.

3. Vermeiden Sie hohe Cholesterinwerte und hohen Blutdruck.
Blutarterien, insbesondere diejenigen, die den Penis mit Blut versorgen, können durch zu hohen Blutdruck oder Cholesterin geschädigt werden. Dies könnte schließlich zu ED führen.

4. Trinken Sie mäßig oder gar keinen Alkohol.
Laut Dr. Ira Sharlip, Professor für Urologie an der San Francisco School of Medicine der University of California, gibt es keinen Beweis dafür, dass mäßiger oder auch nur mäßiger Alkoholkonsum schädlich für die Erektionsfähigkeit ist.

Chronisch übermäßiger Alkoholkonsum kann zu verschiedenen Krankheiten führen, darunter Störungen des natürlichen Gleichgewichts des männlichen Sexualhormonspiegels, Leberschäden, Nervenschäden und ED. Darüber hinaus kann übermäßiges Trinken die Erektionsfähigkeit beeinträchtigen.

5. Treiben Sie regelmäßig Sport.

Es gibt starke Hinweise darauf, dass erektile Dysfunktion mit einem sitzenden Lebensstil zusammenhängt. Es wurde nachgewiesen, dass aerobe Aktivitäten wie Schwimmen und Laufen zur Vorbeugung von ED beitragen können.

Übungen, die zu viel Druck auf den Damm – den Bereich zwischen Hodensack und Anus – ausüben, sollten vermieden werden. Übermäßiger Druck in dieser Region kann negative Auswirkungen auf die Blutgefäße und Nerven des Penis haben. Insbesondere Fahrradfahren kann laut Goldstein zu ED führen. Eine kleine Fahrt ab und zu sollte kein allzu großes Problem darstellen.

6. Probieren Sie Kegelübungen aus.

Bei Kegel-Übungen wird die Beckenmuskulatur immer wieder an- und entspannt. Kegelübungen sind sowohl für Männer als auch für Frauen mit Inkontinenz von Vorteil. Wenn Sie an ED leiden, sollten Sie diese Übungen ausprobieren, da sie die Beckenmuskulatur stärken, die eine Erektion aufrechterhält.

7. Überwachen Sie Ihren Testosteronspiegel.

Etwa im Alter von etwa 50 Jahren beginnt der Testosteronspiegel bei gesunden Männern häufig rapide zu sinken. Ab dem 40. Lebensjahr sinkt der Testosteronspiegel eines Mannes normalerweise um 1,3 % pro Jahr. Ein verringerter Testosteronspiegel wird durch Symptome wie schlechte Erektionen, Stimmungsschwankungen, verminderten Sexualtrieb und Urteilsschwierigkeiten angezeigt. Ihr Arzt kann das untersuchen.

8. Hör auf zu rauchen.

Zigarettenrauchen kann die Blutgefäße schädigen und den Blutfluss zum Penis verringern. Darüber hinaus verengt Nikotin die Blutgefäße, was die Durchblutung des Penis verringern kann.

In diesem Kapitel haben wir den Grundstein für das Verständnis der erektilen Dysfunktion gelegt und ihre Definition, Ursachen und die verschiedenen Faktoren untersucht, die zu ihrer Entwicklung beitragen können. Während wir in den folgenden Kapiteln tiefer in dieses Buch eintauchen, werden wir detaillierter auf die verfügbaren Behandlungsmöglichkeiten, Strategien für Ihre sexuelle Ausdauer und die Bedeutung einer offenen Kommunikation mit Gesundheitsdienstleistern und Partnern eingehen.

KAPITEL DREI

Kegel-Übungen gegen erektile Dysfunktion und vorzeitige Ejakulation

Übungen für den Beckenboden oder Kegelübungen haben sich bei der Behandlung der erektilen Dysfunktion als am erfolgreichsten erwiesen und müssen die erste Behandlungsmethode sein. Während einer Erektion ziehen sich die den Penis umgebenden Beckenmuskeln, der Ischiocavernosus und der Bulbocavernosus, zusammen.

Die folgenden Übungen zielen darauf ab, diese Muskeln zu stärken:

Der Boden drückt mit dem Rücken

1. Legen Sie sich zunächst auf den Rücken, die Knie sind bequem gebeugt und nach oben gerichtet, die Hände liegen flach auf dem Boden.
2. Bemühen Sie sich, Ihren Penis näher an Ihren Körper zu ziehen. Halten Sie es dort fünf Sekunden lang und lassen Sie es dann los.
3. Spannen Sie jetzt Ihre Anusmuskeln an und halten Sie sie fünf Sekunden lang gedrückt, bevor Sie sie loslassen, als ob Sie versuchen würden, den Stuhlgang zu stoppen.
4. Führen Sie drei bis fünf Sätze und acht bis zehn Wiederholungen der Schritte zwei und drei durch.

Der Boden liegt auf der Seite und drückt

1. Legen Sie sich auf den Boden und auf die Seite.
2. Legen Sie ein Kissen zwischen Ihre Knie. Stellen Sie sicher, dass das Kissen groß genug ist, um Ihre Beine zu spreizen.
3. Drücken Sie Ihre Beine zusammen und halten Sie sie fünf Sekunden lang gedrückt, dann lassen Sie sie los.
4. Wiederholen Sie Schritt drei acht bis zehn Mal und machen Sie drei bis fünf Sätze.

Das Sitzen auf einem Stuhl drückt

1. Finden Sie eine bequeme Sitzposition auf einem Stuhl.
2. Drücken Sie Ihren Penis nur mit seinen Muskeln zusammen, als ob Sie versuchen würden, den Urinaustritt zu verhindern, halten Sie ihn fünf Sekunden lang gedrückt und lassen Sie ihn dann los.
3. Wiederholen Sie Schritt zwei acht bis zehn Mal und machen Sie dann drei bis fünf Sätze.

Eine Möglichkeit, um zu testen, ob Sie das Drücken richtig ausführen, besteht darin, den Urinfluss für einige Sekunden zu stoppen. Wenn Sie dazu in der Lage sind, machen Sie es richtig.

Beachten Sie bei diesen Übungen die folgenden Tipps:

- Halten Sie nicht den Atem an
- Drücken Sie nicht nach unten, sondern drücken Sie Ihre Beckenmuskeln fest zusammen, als ob Sie versuchen würden, mit diesen Muskeln etwas anzuheben
- Versuchen Sie, Ihre Bauchmuskeln die ganze Zeit über entspannt zu halten
- Entspannen Sie Ihre Beckenbodenmuskulatur zwischen jedem Druck

Die meisten Männer sehen nach etwa einem Monat täglicher Bewegung erste Ergebnisse. Am Ende des Monats sollten Sie in der Lage sein, die Dehnübungen 10 Sekunden lang durchzuhalten und acht bis zehn Sätze auszuführen.

Welche Erfahrungen haben Sie gemacht, nachdem Sie diese Übung einen Monat lang ausprobiert haben?

KAPITEL VIER

Sex-Ausdauer: Hält 180 Minuten im Bett an.

Wenn Sie dieses Kapitel richtig verstehen, könnte es Ihrer Bett-Peinlichkeit ein Ende bereiten. Dies ist der Teil, in dem Sie sich auf eine Reise begeben, um Ihre sexuelle Ausdauer zu trainieren. Ziel ist es, mindestens 180 Minuten oder länger durchzuhalten, mit den erforderlichen einfachen Übungen und Ernährung, alles mit dem Ziel, Ihrem Partner maximale Freude und Zufriedenheit zu bereiten.

DIE 7 BESTEN KEGEL-ÜBUNGEN

1. **Bent Leg Side Kick:** Beginnen Sie Ihre Transformation mit dieser Bewegung. Dieses intensive Training regt den Stoffwechsel an, verbessert die Flexibilität und stärkt und formt Ihre Oberschenkel und Gesäßmuskulatur. Entspannen Sie Ihre Kniesehnen und Hüften, um Ihre Bewegungsfreiheit zu erhöhen und Verletzungen vorzubeugen.

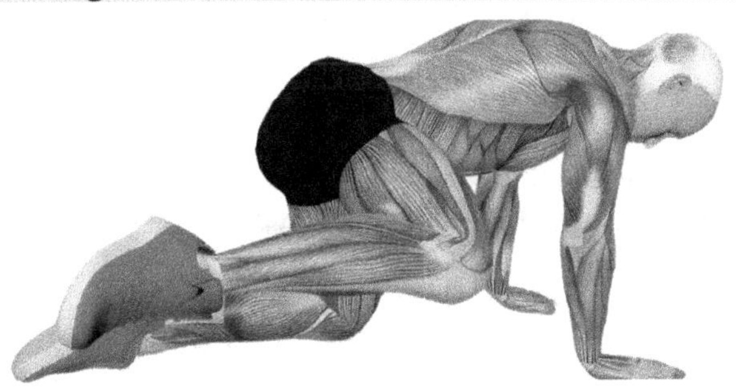

2. Beckenkippung in die Brücke: Die Beckenkippung in die Brücke ist eine kraftvolle Übung, die neben einer traditionellen Gesäßmuskelübung auch den Rumpf stärkt. Trainieren Sie Ihren Rücken, Ihre Gesäßmuskulatur und Ihre Bauchmuskeln, um einen starken Rumpf zu schaffen, der Ihren gesamten Körper stützt. Zu den Vorteilen, die über das Aussehen hinausgehen, gehören eine verbesserte Körperhaltung, mehr Beweglichkeit und Schulterstabilität.

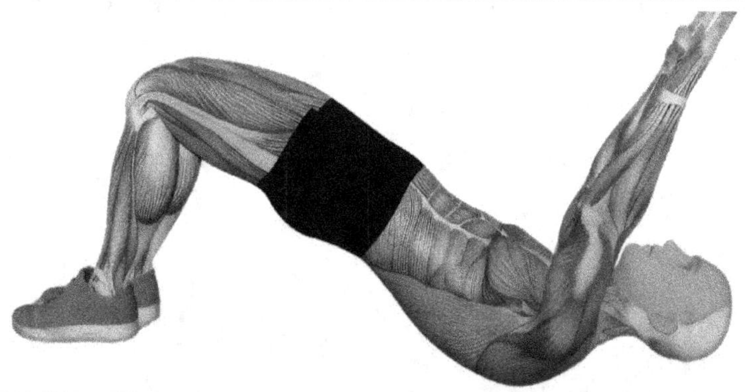

3. Krabbenhaltung: Verbesserung der Schulterstabilität und -haltung: Nehmen Sie eine herausfordernde Haltung ein, die die Haltung verbessert und gleichzeitig Ihre Schultern, den oberen Rücken und den Rumpf stärkt. Diese Übung erhöht die Bewegungsfreiheit und verringert das Verletzungsrisiko, indem sie Schultern, Hüften und Brust öffnet. Ihre Bauchmuskeln werden sich besonders anstrengen und den begehrten Sixpack zum Vorschein bringen.

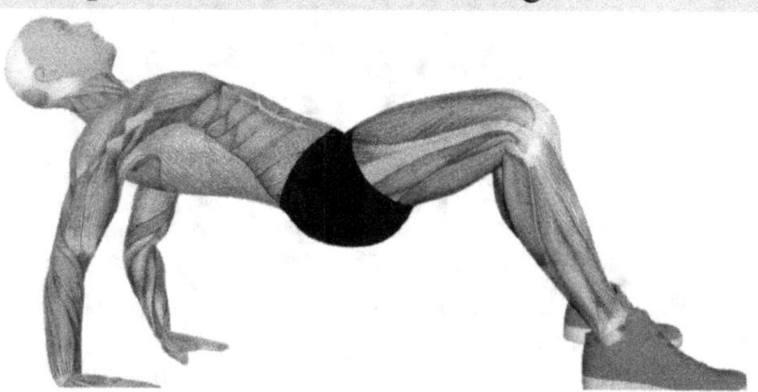

4.Bridge-Hüftabduktion: Fügen Sie der traditionellen Bridge-Übung eine neue Dimension hinzu, indem Sie die Hüftabduktion anwenden. Diese Version verleiht Ihnen ein straffes, klar definiertes Aussehen, indem sie sich auf Ihre äußeren Gesäßmuskeln konzentriert. Durch die Stärkung Ihrer Hüften und Ihres Rumpfes werden Stabilität und Koordination verbessert, was sich in einer besseren Form bei all Ihren Übungen und täglichen Aufgaben niederschlägt.

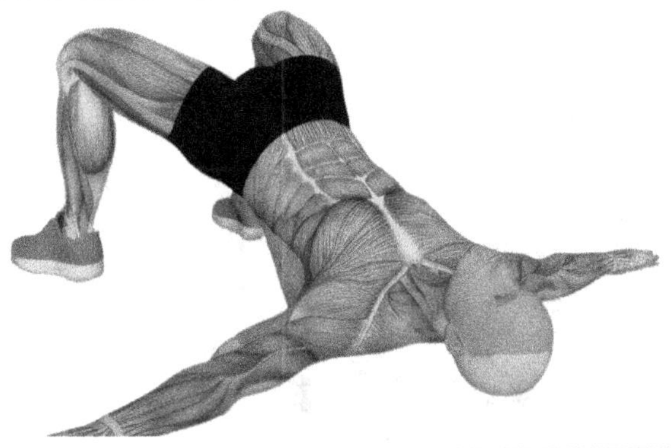

5. Bicycle Air Legs: Diese Cardio-Übung trainiert Ihren Unterkörper, Ihre schrägen Bauchmuskeln und Ihren Rumpf, um Ihnen ein straffes, muskulöses Aussehen zu verleihen. Es verbessert die allgemeine Koordination und Beweglichkeit und testet gleichzeitig Ihre Gehirn-Körper-Verbindung, was über die körperlichen Vorteile hinausgeht.

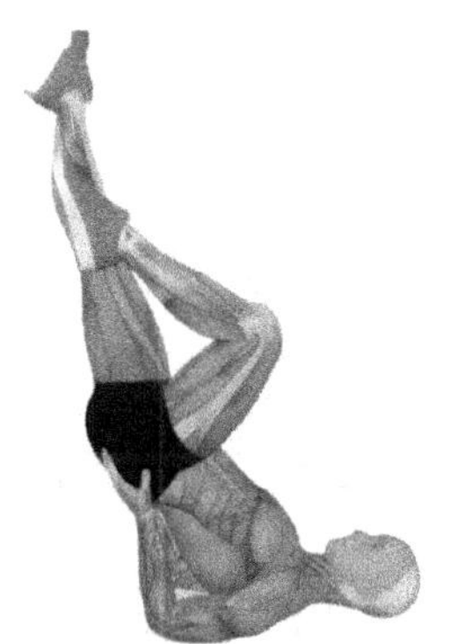

6. Beinheben-Variante: Diese Beinheben-Variante zielt auf Ihren Rumpf, Ihre hintere Oberschenkelmuskulatur und Ihren Quadrizeps ab, um Ihnen straffe Beine und einen flachen Bauch zu verleihen. Es erhöht die Flexibilität und Stabilität, indem es Ihre Kernkraft und Ihr Gleichgewicht testet. Darüber hinaus dehnt die Übung sanft Ihre Hüften und Kniesehnen und erhöht so Ihre Bewegungsfreiheit und allgemeine Flexibilität.

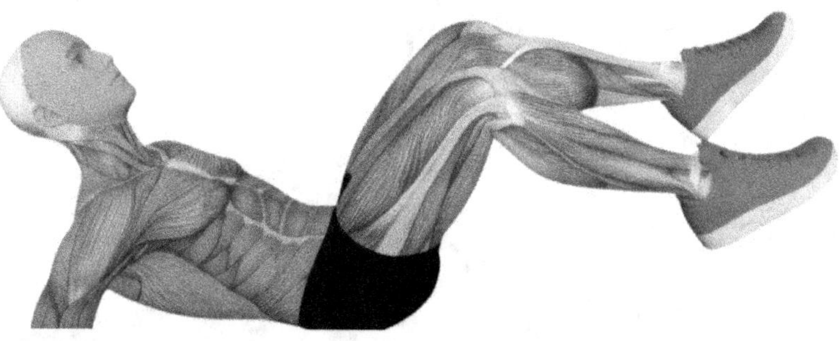

7. Butterfly Yoga Flaps: Die Butterfly Yoga Flaps sind eine einfache, aber effektive Übung zum Abschluss Ihres Trainings. Diese Bewegung fördert die Flexibilität, lockert verspannte Hüften und baut Stress und Anspannung ab. Erhöhen Sie die Durchblutung und die Durchblutung, um Ihre Muskeln und Gelenke mit mehr frischem Sauerstoff und Nährstoffen zu versorgen.

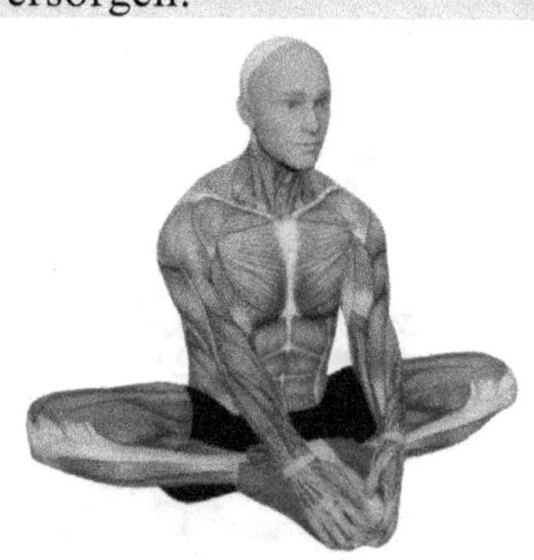

Das Geheimnis, um die erstaunlichen Ergebnisse zu erzielen, die diese Trainingseinheiten versprechen, ist Beständigkeit. Versuchen Sie, zwei oder drei Sitzungen dieses Trainingsprogramms jede Woche oder 30 Minuten pro Tag einzubauen. Wenn Sie sich auf dieses lebensverändernde Abenteuer begeben, denken Sie daran, dass es sowohl um die Annahme eines Lebensstils geht, der Ihr inneres und äußeres Wohlbefinden fördert, als auch um körperliche Veränderungen. Diese Übungen sind professionell getestet und vertrauenswürdig, um die sexuelle Ausdauer zu steigern.

Ernährung

Hier sind 10 einfache Ernährungselemente, die Ihnen helfen können, Ihre sexuelle Ausdauer zu steigern:

1.**Bananen:** Bananen sind reich an Kalium und helfen, den Blutdruck zu regulieren und die Durchblutung zu verbessern, was für die Aufrechterhaltung der Erektionsfähigkeit und Ausdauer unerlässlich ist.

2. **Austern:** Austern sind als Aphrodisiakum bekannt und enthalten viel Zink, ein Mineral, das die Testosteronproduktion ankurbelt, eine gesunde Spermienproduktion unterstützt und so zur allgemeinen sexuellen Gesundheit und Ausdauer beiträgt.

3. **Avocado:** Vollgepackt mit gesunden Fetten liefern Avocados nachhaltige Energie, unterstützen die Hormonproduktion und fördern so die Ausdauer und das Durchhaltevermögen im Bett.

4. **Spinat:** Spinat ist reich an Magnesium und hilft, die Blutgefäße zu entspannen, die Durchblutung der Genitalien zu verbessern und so die Erregung und Ausdauer zu steigern.

5. **Wassermelone:** Wassermelone enthält Citrullin, eine Aminosäure, die den Stickoxidspiegel im Körper erhöht, was zu einer verbesserten Durchblutung und einer gesteigerten sexuellen Leistungsfähigkeit führt.

6. **Mandeln:** Mandeln sind eine gute Quelle für Proteine und gesunde Fette. Sie liefern nachhaltige Energie, unterstützen die Hormonproduktion und steigern die Ausdauer.

7. **Dunkle Schokolade:** Reich an Antioxidantien und Flavonoiden verbessert dunkle Schokolade die Durchblutung, verbessert die Stimmung und steigert die Libido, was zu einer besseren sexuellen Ausdauer beiträgt.

8. **Chilischoten:** Scharfe Lebensmittel wie Chilischoten enthalten Capsaicin, eine Verbindung, die die Endorphinproduktion anregt, die Herzfrequenz erhöht und so Erregung und Ausdauer fördert.

9. **Eier:** Eier sind reich an Proteinen und B-Vitaminen, unterstützen das Muskelwachstum und die Energieproduktion und sorgen für anhaltende Ausdauer und Ausdauer bei sexueller Aktivität.

10. **Granatapfel:** Granatapfelsaft ist reich an Antioxidantien und Nitraten, die die Durchblutung und Durchblutung verbessern, was zu einer besseren Erektionsfähigkeit und einer erhöhten Ausdauer führt.

Die Aufnahme dieser nährstoffreichen Lebensmittel in Ihre Ernährung kann dazu beitragen, Ihre allgemeine sexuelle Gesundheit und Ausdauer zu verbessern, was zu befriedigenderen und angenehmeren Erlebnissen im Schlafzimmer führt.

KAPITEL FÜNF

Penisgröße vergrößern: Tipps, Übungen und Ernährung

Möchten Sie Ihr Selbstvertrauen und Ihre Zufriedenheit im Schlafzimmer steigern, indem Sie Ihren Penis vergrößern? In diesem Kapitel werden wir verschiedene Tipps, Übungen und Ernährungsstrategien untersuchen, die Ihnen helfen, Ihr Ziel zu erreichen und Ihre sexuelle Leistungsfähigkeit zu verbessern.

Penis verstehen

Bevor wir uns mit Techniken zur Penisvergrößerung befassen, ist es wichtig zu verstehen, dass die Penisgröße weitgehend genetisch bedingt ist und von Person zu Person unterschiedlich ist. Während einige Methoden vorübergehende Fortschritte oder Verbesserungen des Blutflusses und der Erektionsqualität bewirken können, sind dauerhafte Veränderungen der Penisgröße begrenzt. Wenn Sie sich jedoch auf die allgemeine sexuelle Gesundheit und das Wohlbefinden konzentrieren, können Sie Ihre sexuelle Leistungsfähigkeit und Zufriedenheit maximieren. Einen größeren Penis zu haben, ohne sexuelle Ausdauer zu haben, ist nichts. Allerdings scheinen die meisten Menschen lieber ein großes als ein kleines zu haben.

Tipps zur Vergrößerung des Penis

- **Halten Sie ein gesundes Gewicht:** Überschüssiges Körperfett kann einen Teil des Penis verdecken und ihn kleiner erscheinen lassen. Indem Sie durch Ernährung und Bewegung ein gesundes Gewicht halten, können Sie die Sichtbarkeit und wahrgenommene Größe Ihres Penis optimieren.

- **Achten Sie auf gute Hygiene:** Wenn Sie den Genitalbereich sauber und gepflegt halten, kann dies das Erscheinungsbild des Penis verbessern und das Selbstvertrauen bei sexuellen Begegnungen stärken.

- **Verwenden Sie die richtige Technik:** Konzentrieren Sie sich bei sexuellen Aktivitäten auf Positionen und Bewegungen, die die Penetration maximieren und Ihren Partner effektiv stimulieren. Experimentieren Sie mit verschiedenen Blickwinkeln und Techniken, um herauszufinden, was für beide Partner am besten funktioniert.

NOTIZ:
Darüber hinaus können einige Methoden zur Penisvergrößerung, wie z. B. aggressives Dehnen oder die Verwendung unbewiesener Nahrungsergänzungsmittel oder Geräte, Verletzungsrisiken oder Nebenwirkungen bergen. Es ist wichtig, der Sicherheit Vorrang zu geben und einen Arzt zu konsultieren, bevor Sie eine neue Kur oder Behandlung in Angriff nehmen.

Übungen für die Penisgesundheit

1. **Kegel-Übungen:** Kegel-Übungen sind nicht nur etwas für Frauen – sie können auch Männern zugute kommen! Die Stärkung der Beckenbodenmuskulatur durch Kegel-Übungen kann die Erektionsqualität verbessern, die Orgasmusintensität steigern und die allgemeine sexuelle Ausdauer unterstützen. Diese Kegelübungen wurden in Kapitel 4 dargestellt.

2. **Jelqing:** Jelqing ist eine manuelle Dehnübung, die darauf abzielt, die Durchblutung des Penis zu erhöhen und die Gewebeausdehnung zu fördern. Um Jelqing durchzuführen, massieren Sie den Penis im halb erigierten Zustand sanft und verwenden Sie dabei ein Gleitmittel, um die Reibung zu reduzieren. Streichen Sie den Penis nach und nach in einer rhythmischen Bewegung von der Basis bis zur Spitze und üben Sie dabei sanften Druck aus. Jelqing sollte mit Vorsicht und Konsequenz durchgeführt werden, um Verletzungen zu vermeiden.

3. **Dehnübungen:** Dehnübungen können helfen, die Flexibilität zu verbessern und die Gewebedehnung im Penis zu fördern. Einfache Dehnübungen, wie z. B. sanftes Ziehen des Penis in verschiedene Richtungen, können regelmäßig durchgeführt werden, um die Gewebeausdehnung zu fördern und den Penis mit der Zeit zu vergrößern.

4. **Penis-Traktionsgeräte:** Penis-Traktionsgeräte, auch Penis-Extender genannt, sind mechanische Geräte, die über einen längeren Zeitraum eine sanfte, gleichmäßige Zugkraft auf den Penis ausüben.

Ernährung für die Penisgesundheit

1. **Flüssigkeitszufuhr:** Eine ausreichende Flüssigkeitszufuhr ist für die allgemeine Gesundheit und die sexuelle Funktion von entscheidender Bedeutung. Trinken Sie den ganzen Tag über viel Wasser, um die richtige Flüssigkeitszufuhr aufrechtzuerhalten und eine optimale Durchblutung des Penis zu unterstützen.

2. **Gesunde Fette:** Integrieren Sie gesunde Fettquellen wie Avocados, Nüsse, Samen und fetten Fisch in Ihre Ernährung. Diese Fette unterstützen die Hormonproduktion und fördern die Herz-Kreislauf-Gesundheit, die wichtige Faktoren für die Sexualfunktion und die Gesundheit des Penis sind.

3. **Protein:** Protein ist entscheidend für die Muskelreparatur und das Muskelwachstum, einschließlich der Muskeln, die an Erektion und Ejakulation beteiligt sind. Stellen Sie sicher, dass Sie eine ausreichende Menge Protein aus Quellen wie magerem Fleisch, Geflügel, Fisch, Tofu und Hülsenfrüchten zu sich nehmen, um die Gesundheit und Funktion des Penis zu unterstützen.

4. **Vitamine und Mineralien:** Bestimmte Vitamine und Mineralien spielen eine Rolle für die sexuelle Gesundheit und Funktion. Konzentrieren Sie sich auf eine ausgewogene Ernährung mit viel Obst, Gemüse, Vollkornprodukten und magerem Eiweiß, um sicherzustellen, dass Sie wichtige Nährstoffe wie Vitamin C, Vitamin D, Zink und Magnesium erhalten, die die allgemeine sexuelle Gesundheit und Leistungsfähigkeit unterstützen.

Während diese Tipps, Übungen und Ernährungsstrategien die Penisgesundheit unterstützen und möglicherweise die sexuelle Befriedigung steigern können, ist es wichtig, alle Versuche zur Penisvergrößerung mit realistischen Erwartungen anzugehen. Denken Sie daran, dass die individuellen Ergebnisse variieren können und dass die Priorisierung der allgemeinen sexuellen Gesundheit und des Wohlbefindens der Schlüssel zu einem erfüllten und befriedigenden Sexualleben ist. Wenn Sie Bedenken hinsichtlich der Penisgröße oder der sexuellen Funktion haben, sollten Sie für eine individuelle Beratung und Unterstützung einen Arzt oder Sexualtherapeuten konsultieren.

KAPITEL SECHS

Nahrungsergänzungsmittel und Medikamente für ein längeres Durchhalten im Bett

Bevor Sie Nahrungsergänzungsmittel oder Medikamente in Betracht ziehen, die Ihnen helfen, länger im Bett zu bleiben, ist es wichtig, sich der möglichen Nebenwirkungen und Risiken dieser Produkte bewusst zu sein. Während einige Nahrungsergänzungsmittel und Medikamente Vorteile bei der Verbesserung der sexuellen Ausdauer und Leistungsfähigkeit bieten können, können sie auch Risiken bergen, mit anderen Medikamenten interagieren oder Nebenwirkungen hervorrufen. Es ist wichtig, einen Arzt zu konsultieren, bevor Sie mit einer neuen Nahrungsergänzung oder Medikamentenkur beginnen, insbesondere wenn Sie unter gesundheitlichen Vorerkrankungen leiden oder Medikamente einnehmen.

Mögliche Nebenwirkungen

1. **Verdauungsprobleme:** Einige Nahrungsergänzungsmittel oder Medikamente können Verdauungsstörungen wie Übelkeit, Durchfall oder Magenkrämpfe verursachen.
2. **Kopfschmerzen:** Kopfschmerzen sind eine häufige Nebenwirkung bestimmter Nahrungsergänzungsmittel oder Medikamente zur Steigerung der sexuellen Leistungsfähigkeit.

3. **Auswirkungen auf das Herz-Kreislauf-System:** Einige Nahrungsergänzungsmittel oder Medikamente können den Blutdruck oder die Herz-Kreislauf-Funktion beeinflussen, was zu potenziellen Risiken für Personen mit Herzerkrankungen oder Bluthochdruck führen kann.

4. **Allergische Reaktionen:** Allergische Reaktionen auf Inhaltsstoffe in Nahrungsergänzungsmitteln oder Medikamenten sind möglich und können leicht bis schwer sein.

5. **Abhängigkeit:** Es besteht das Risiko, eine psychische Abhängigkeit von Nahrungsergänzungsmitteln oder Medikamenten für die sexuelle Leistungsfähigkeit zu entwickeln, was zu Angstzuständen oder Problemen mit dem Selbstwertgefühl führen kann, wenn nicht dagegen vorgegangen wird.

Empfohlene Nahrungsergänzungsmittel für eine längere Haltbarkeit:

Während Nahrungsergänzungsmittel allein möglicherweise kein Allheilmittel gegen vorzeitige Ejakulation oder erektile Dysfunktion sind, haben sich einige als vielversprechend für die Verbesserung der sexuellen Ausdauer und Leistungsfähigkeit erwiesen. Hier sind fünf Nahrungsergänzungsmittel, die häufig verwendet werden und deren Wirksamkeit nachweislich belegt ist:

1. **L-Arginin:** L-Arginin ist eine Aminosäure, die der Körper in Stickstoffmonoxid umwandelt, eine Verbindung, die dabei hilft, die Blutgefäße zu entspannen und die Durchblutung des Penis zu verbessern, was zu besseren Erektionen und potenziell erhöhter Ausdauer führt.

2. **Ginseng:** Ginseng wird seit Jahrhunderten in der traditionellen Medizin zur Verbesserung der sexuellen Funktion und Ausdauer eingesetzt. Es kann helfen, die Libido zu steigern, den Testosteronspiegel zu erhöhen und die allgemeine sexuelle Leistungsfähigkeit zu verbessern.

3. **Horny Goat Weed:** Horny Goat Weed ist ein Kraut, das in der traditionellen chinesischen Medizin zur Behandlung sexueller Funktionsstörungen eingesetzt wird. Es kann helfen, die erektile Funktion zu verbessern, die Libido zu steigern und die Ausdauer zu steigern.

4. **Tribulus terrestris:** Tribulus terrestris ist ein Pflanzenextrakt, der in einigen Studien nachweislich den Testosteronspiegel erhöht und die sexuelle Funktion verbessert. Es kann helfen, die Libido zu steigern und die sexuelle Leistungsfähigkeit zu verbessern.

5. **Maca:** Maca ist ein in Peru beheimatetes Wurzelgemüse, das oft als natürliches Heilmittel gegen sexuelle Funktionsstörungen eingesetzt wird. Es kann helfen, die Libido zu verbessern, die Spermienzahl zu erhöhen und die sexuelle Ausdauer zu steigern.

Auch wenn Nahrungsergänzungsmittel und Medikamente potenzielle Vorteile für die Verbesserung der sexuellen Ausdauer und Leistungsfähigkeit bieten können, sollten sie mit Vorsicht und unter Anleitung eines medizinischen Fachpersonals eingesetzt werden. Es ist wichtig, der allgemeinen sexuellen Gesundheit, der Kommunikation mit Ihrem Partner und sicheren, einvernehmlichen Sexualpraktiken Priorität einzuräumen. Wenn Sie Probleme mit der sexuellen Ausdauer oder Leistungsfähigkeit haben, sollten Sie für eine individuelle Beratung und Unterstützung einen Arzt oder Sexualtherapeuten konsultieren.

Abschluss

Zusammenfassend lässt sich sagen, dass die Priorisierung von Ernährung und gesunden Essgewohnheiten eine wichtige Rolle bei der Förderung der sexuellen Ausdauer und der allgemeinen sexuellen Gesundheit spielen kann. Indem Sie nährstoffreiche Lebensmittel wie Vollkornprodukte, mageres Eiweiß, Obst und Gemüse in Ihre tägliche Ernährung integrieren, können Sie Ihren Körper mit den essentiellen Nährstoffen versorgen, die er benötigt, um sein Energieniveau aufrechtzuerhalten, die Durchblutung zu verbessern und die sexuelle Leistungsfähigkeit zu steigern.

Als professioneller Arzt mit über 15 Jahren Erfahrung in der Sexualgesundheit weiß ich, Dr. Tyler Jones, wie wichtig es ist, sexuelle Gesundheitsprobleme mit einem umfassenden Ansatz anzugehen, der Ernährung, Lebensstil und bei Bedarf medizinische Eingriffe umfasst. Mein Ziel ist es, Menschen, die ihr sexuelles Wohlbefinden optimieren und ihre allgemeine Lebensqualität verbessern möchten, evidenzbasierte Anleitung und Unterstützung zu bieten.

Indem Sie die in diesem Ernährungsplan dargelegten Empfehlungen befolgen und gesunde Lebensgewohnheiten in Ihren Alltag integrieren, können Sie proaktive Schritte zur Verbesserung der sexuellen Ausdauer, zur Steigerung der Zufriedenheit im Schlafzimmer und zur Förderung der allgemeinen sexuellen Gesundheit und Vitalität unternehmen.

Denken Sie daran, dass sexuelle Gesundheit ein vielschichtiger Aspekt des allgemeinen Wohlbefindens ist und es wichtig ist, mit Sorgfalt, Mitgefühl und der Verpflichtung zu lebenslangem Lernen und Verbesserung anzugehen. Wenn Sie Fragen oder Bedenken zu Ihrer sexuellen Gesundheit haben, zögern Sie nicht, sich an einen qualifizierten Arzt zu wenden, der individuelle Beratung und Unterstützung erhält.

Auf ein erfülltes und befriedigendes Sexualleben, angetrieben durch nahrhaftes Essen, gesunde Gewohnheiten und fachkundige Anleitung von Profis wie Dr. Tyler Jones.

BONUS

Senden Sie eine Nachricht mit dem Titelbild dieses Buches an die unten stehende E-Mail-Adresse, um eine kostenlose virtuelle Sitzung mit mir, Dr. Tyler Jones, zu vereinbaren.

 *@Doctortylerjones@gmail.com*

Vielen Dank, dass Sie die Taschenbuchversion gekauft haben.

www.ingramcontent.com/pod-product-compliance
Lightning Source LLC
Chambersburg PA
CBHW070743260726
48660CB00007B/2950